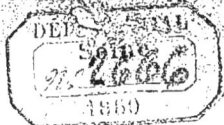

SOCIÉTÉ ORIENTALE DE FRANCE.

LA MÉDECINE

LA CHIRURGIE

ET LES

ÉTABLISSEMENTS D'ASSISTANCE PUBLIQUE

EN CHINE.

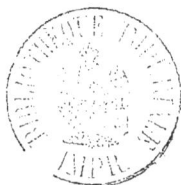

PAR M. G. PAUTHIER,
Membre de la Société Orientale de France.

(Extrait de la *Revue de l'Orient*)

PARIS
AUX BUREAUX DE LA REVUE DE L'ORIENT,
RUE DE BEAUNE, 31.

1860

Paris. — Impr. de POMMERET et MOREAU, 42, rue Vavin.

LA MÉDECINE, LA CHIRURGIE

ET LES ÉTABLISSEMENTS D'ASSISTANCE PUBLIQUE

EN CHINE.

LETTRE A M. LE BARON LARREY.

M. le baron H. Larrey, membre du *Conseil de Santé* établi près du minis-tère de la guerre, s'intéressant vivement, comme son illustre père, à tout ce qui peut contribuer à adoucir les souffrances du soldat, avait écrit, le 9 dé-cembre dernier, à notre collaborateur M. Pauthier pour lui demander des indications succinctes sur la médecine, la chirurgie et les institutions d'as-sistance publique en Chine. On sait qu'il n'est pas dans les usages du Mi-nistère de la guerre de laisser publier les documents qui lui sont adressés, cependant M. le baron Larrey, jugeant que les sujets traités dans la réponse de M. Pauthier étaient d'un intérêt général, a bien voulu donner son appro-bation spéciale à la publication de cette pièce dans la *Revue de l'Orient.*

(*Rédaction.*)

Paris, le 10 décembre 1859.

Monsieur le Baron,

J'ai reçu la lettre que vous m'avez fait l'honneur de m'écrire pour me demander des renseignements sur diverses questions qui sont relatives à la médecine et à la chirurgie pratiquées en Chine. Je vais tâcher d'y répondre aussi brie-vement qu'il me sera possible et autant que mon ignorance de l'art médical me permet de le faire.

Je prends les questions dans l'ordre que vous avez suivi en me les posant :

1° *L'assistance publique* existe en Chine comme en Europe. Elle y a été organisée et par l'État et par des associations particulières. Il y a des établissements de cette nature dans toutes les villes un peu importantes et en raison même de leur importance. J'ai été le premier à faire connaître en Europe le *budget* général de ces *établissements*, en ce qui concerne l'État, dans mon second volume sur la Chine, publié par MM. Didot en 1853 (pages 200-201, au *Budget des dépenses*, traduit par moi des *Statuts officiels de l'Empire chinois*, publiés à *Péking* en 1818). Les sommes allouées au *budget* s'élevaient alors pour l'État à environ *huit millions* de francs, somme comparativement faible, mais qui, eu égard à l'extrême modicité des dépenses d'entretien, représenterait en France plus de 100 millions.

Ce chapitre du budget chinois comprend les secours donnés aux *indigents*, aux *lettrés avancés en âge et dénués de tout*, aux *veuves*, aux *pauvres* et aux *orphelins;* aux *malades* et aux *infirmes* sans ressources ou soutiens quelconques, etc. De plus, il y a, dans les grandes villes, des *salles d'asile*, des *hospices pour les orphelins* ou *enfants trouvés* que la charité publique contribue à entretenir, et que les mandarins locaux sont chargés de solliciter au besoin.

On peut voir, dans l'ouvrage du révérend Milne : *la Vie réelle en Chine*, ce qu'il dit (pages 47 et suiv., première édition de la traduction française), des *hospices des enfants trouvés*. Il y en a qui ont des dotations considérables en biens fonds dus, soit à la libéralité du gouvernement, soit à celle des particuliers.

Des établissements qui rentrent plus particulièrement, je le présume, dans ceux que vous avez en vue, Monsieur le Baron, ce sont les *dispensaires médicaux* qui existent dans toute la Chine, et qui ont pour but de *visiter les malades et*

de les soigner gratuitement. Il est vrai que cette utile institution ne fonctionne guère que dans les grandes villes. Selon le révérend Milne, il y en avait un à *Chang-haï* qui existait encore en 1853, soutenu et administré par des Chinois. Il fut fondé en 1845. On lit dans le *Rapport* chinois de cette même année : « Dans les rivières environnant
« *Chang-haï,* nous avons les marées de jour et de nuit ;
« mais dans les affluents et les canaux, où la marée ne re-
« monte pas, *l'eau devient stagnante, celle des puits se cor-*
« *rompt ;* aussi les personnes qui demeurent dans le voisi-
« nage *souffrent-elles de fièvres pernicieuses et meurent-elles*
« *en grand nombre, surtout pendant l'été et l'automne.* Si
« nous considérons que les pauvres victimes de ces in-
« fluences malignes n'ont pas les moyens de se procurer
« les secours de la médecine, quelles funestes conséquences
« nous devons en tirer ! Maintenant, n'est-il pas plus
« louable de venir en aide aux malheureux pendant qu'ils
« sont en vie, que de contribuer pour leur acheter des cer-
« cueils lorsqu'ils sont morts ? »

Cette dernière phrase fait allusion à un autre genre d'assistance publique en Chine : celle *d'acheter des cercueils* pour les membres des familles indigentes qui n'ont pas les moyens de s'en procurer de convenables.

Selon le même *Rapport* précédemment cité, plus de treize mille malades reçurent assistance dans les trois premiers mois de l'ouverture du *Dispensaire.* Vingt-neuf *docteurs en médecine* chinois lui donnèrent leur aide dans le cours de la première année. La souscription s'éleva à plus de 3,750 fr. Le *règlement* portait que la société, qui avait fondé le *Dispensaire,* étant purement de bienfaisance, les médecins employés par elle ne devaient point accepter de salaire. Chaque malade devait être visité à tour de rôle, et il lui était interdit de solliciter un passe-droit. Les médecins, même en temps de vent ou de pluie, ne pouvaient s'abstenir d'être à leur poste, sous aucun prétexte.

Il y a aussi à *Chang-haï* une *Société humaine* pour le sau-
vetage des noyés, parfaitement organisée, et ayant pour
mission de tenir toujours des bateaux prêts à secourir les
personnes qui tombent dans la rivière. Il se trouve encore,
dans la même ville, une foule d'autres sociétés de bienfaisance ayant pour but de *secourir les veuves dans le besoin,
d'assurer une existence aux hommes âgés, de distribuer des
cercueils aux pauvres, de procurer aux indigents une place
séparée au cimetière,* situé hors de la ville, *de fournir de
l'eau en cas d'incendie ; de soutenir les écoles gratuites ; de
fournir pendant l'hiver des vêtements chauds et du bois aux
nécessiteux, etc.* (Voir Milne, pages 68 et suiv.)

A Canton (autre ville chinoise où résident des consuls
européens), il y a un *Asile pour les aveugles,* qui peut en
contenir plus de deux mille ; une *Léproserie (ma-foung-youan),*
où une *lèpre* de l'espèce la plus hideuse fait de nombreuses
victimes ; un *établissement* pour la *vaccine,* introduite par
un chirurgien anglais de la Compagnie des Indes, M. Pear-
son. La *vaccine* est aussi maintenant très-pratiquée dans
la Mongolie. Un jeune Chinois chrétien, venu à Paris, l'année dernière, avec M. l'abbé Perny, provicaire apostolique
de la province de *Koueï-tcheou,* se rendit un jour, en sortant
de chez moi, à une séance de l'Académie de médecine, où
il lui avait été donné rendez-vous pour s'y faire vacciner,
afin d'apprendre l'art de vacciner, et, de retour dans son
pays, de pouvoir le pratiquer sur ses compatriotes.

2° Des *hôpitaux* ont été organisés par des missionnaires
protestants médecins, à *Hong-kong, Canton, Chang-haï,
Amoy,* et ailleurs. Une *Société médicale de missionnaires (the
Medical missionnary Society in China, at Hong-kong)* a été
formée à cet effet ; elle a publié déjà un grand nombre de
Rapports annuels depuis sa fondation qui eut lieu à Canton
en 1838. D'après le *Rapport* de 1848, la Société aurait
traité, dans le cours de cette année, aux *hôpitaux* de
Chang-haï, Ning-po et *Hong-kong,* 20,124 cas de maladies,

dont 14,386 à *Chang-haï*, 4,784 à *Ning-po*, et 954 à *Hong-kong*. Voici les cas de maladie les plus communs :

	Chang-haï.	Ning-po.	Hong-kong.
Dyspepsie.	1,637	73	19
Affections rhumatismales.	1,300	154	74
Bronchites, toux.	1,096	92	39
Inflammatoire de la cornée.	416	95	8
Opacité de la cornée.	1,201	253	25
Cornée conique ?	214	»	»
Fièvres intermittentes.	916	453	67
« *continues.*	»	»	5
Asthme.	400	47	10
Hernies.	172	15	4
Psore.	490	469	67
Syphilis.	50	»	20
Anasarque.	126	»	4
Lèpre.	325	»	12
Granulation des paupières.	600	17	»
Ulcères.	413	304	167

Il est dit, dans le *Rapport*, que les Chinois ont reconnu, par expérience, que les automnes qui suivent des étés humides sont très-malsains dans l'arrondissement de *Chang-haï*. L'humidité du sol est une source abondante de *malaria;* et ceux qui sont exposés à son influence en souffrent souvent, jusqu'à ce que les *gelées* arrivent, lesquelles gelées sont considérées par les Chinois comme *destructives* des influences pernicieuses. Pendant les mois de *juin* et de *juillet,* les Chinois avaient souffert d'une espèce dangereuse de *fièvre pétéchiale,* laquelle, d'après tout ce qu'on a pu en apprendre, avait son moment critique le septième jour. Dans les plus mauvais cas, nombre de personnes mouraient ce septième jour. Plusieurs morts étaient aussi causées par le *choléra.* En automne, beaucoup d'Européens avaient été atta-

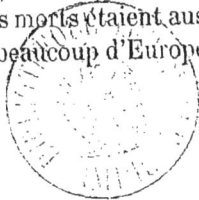

qués d'une faible fièvre rémittente bilieuse, et quelques cas de mort s'en étaient suivis. La congestion du foie et de la rate paraissait être d'abord la principale affection morbide, mais des symptômes typhoïdes se montraient bientôt, avec oppression du cerveau qui ne tardait pas à enlever les dernières forces du malade. La *fièvre intermittente* et la *diarrhée* prédominaient également parmi les membres de la communauté européenne, pendant l'automne et au commencement de l'hiver ; et les Chinois ont souffert beaucoup des mêmes affections, principalement de la *fièvre intermittente*, pendant les mois d'hiver.

Dans les *Rapports* postérieurs on trouve des observations analogues. Les *fièvres intermittentes*, la *diarrhée*, la *dyssenterie* sont toujours les principales maladies signalées. Dans celui de 1850, M. Lockart, directeur de *l'hôpital* de *Chang-haï*, a compté dans l'année 9,352 traitements individuels, dont :

674 pour *fièvres intermittentes ;*
714 pour *toux graves ;*
200 pour *asthme ;*
976 pour *dyspepsie ;*
240 pour *dyssenterie ;*
616 pour *rhumatismes ;*
400 pour avoir *fumé de l'opium ;*
235 pour *abcès ;*
302 pour *ulcères ;*
145 pour *syphilis ;*
334 pour *psore ;*
201 pour *lèpre ;*
150 pour *porrigo ;*
215 pour *ophthalmies catharrales ;*
350 pour *conjonctivites chroniques ;*
250 pour *granulations des paupières ;*
281 pour *opacité de la cornée ;*
166 pour *ulcérations de la cornée ;*

166 pour *trichiasis;*
102 pour *entropion;*
179 pour *lippitudo,*
172 pour *ptérygion.*

Il est remarqué que, pendant les mois de *mai, juin* et *juillet,* une espèce très-dangereuse de *fièvre pétéchiale* sévit, avec une grande extension parmi les habitants de *Chang-haï.* La plus grande proportion des cas étaient du ressort du médecin; ceux du chirurgien étaient principalement les *maux* d'*yeux,* d'oreilles, de la *peau,* avec *blessures, abcès, etc.*

3° La *nature des maladies prédominantes* ressort des extraits que je viens de mentionner : ce sont, dans les villes habitées actuellement par les Européens : les *dyspeppsies,* les *affections rhumatismales,* les *bronchites,* les *ophtalmies,* les *fièvres intermittentes etc.*

4° L'*exercice de la médecine et de la chirurgie* est, en Chine, une profession très-honorée, à la tête de laquelle est une *Académie de médecine (Taï î youan)* dont le siége est à *Péking.* Cet établissement, comme je l'ai dit ailleurs (*Chine moderne,* p. 276, art. 17), a pour mission : « de « maintenir dans toute son intégrité la science de la prati-« que médicale, qui remonte, en Chine, à 3,000 ans avant « notre ère, et de diriger ceux qui embrassent la même « carrière. »

Les membres qui composent cette *Académie de médecine* de *Péking* sont au nombre de 115, dont 15 *médecins impériaux (Yù î),* 30 praticiens, 40 docteurs en médecine, et 30 aspirants [1].

Les *Médecins impériaux,* sont tour à tour de service auprès de l'empereur et de la famille impériale. Ils sont sou-

---

[1] Voir l'*Almanach impérial* de *Péking.*

vent envoyés par l'empereur auprès des princes, des princesses, des ministres d'état et autres grands fonctionnaires quand Sa Majesté apprend qu'ils sont malades.

La doctrine médicale chinoise a divisé toutes les maladies en *neuf* grandes classes qui sont 1° celles qui affectent violemment le pouls ; 2° celles qui l'affectent modérément ; 3° les maladies produites par le refroidissement ; 4° les maladies propres aux femmes ; 5° les maladies cutanées et douloureuses ; 6° les maladies exigeant des saignées ; 7° les maladies des yeux ; 8° les maladies de la bouche et des dents ; 9° les maladies des os. — Les médecins chinois paraissent avoir une connaissance assez avancée de *l'anatomie*, si on en juge par les planches que renferment leurs livres spéciaux. Leur physiologie repose sur le système des *deux principes Yâng* et *Yin*, ou le *principe fort* et le *principe faible*, le principe *mâle* et le principe *femelle*, dont l'équilibre et l'*harmonie* constituent l'*état normal*, et la *prédominance* de l'un ou de l'autre l'*état maladif*. La *séméiologie* paraît être très-avancée chez les médecins chinois ; la pratique de la médecine étant pour ainsi dire héréditaire dans les familles, l'observation des maladies a produit un art de les reconnaître qui est poussé très-loin. Je tiens de plusieurs missionnaires français, qui ont été traités en Chine par des médecins chinois, que ces derniers ont une habileté extraordinaire pour reconnaître les signes extérieurs des maladies. L'observation des mouvements du pouls, sur lequel ils appliquent quatre doigts de la main, est portée chez eux beaucoup plus loin qu'en Europe.

J'ai dit que la pratique de la médecine était très-honorée en Chine. Cet art y est nommé *l'art bienfaisant (jên choù)* ; il est placé immédiatement après la profession littéraire, qui est la première. Voici les conditions exigées pour exercer la profession de médecin : Il faut se mettre en quête d'un *praticien célèbre* et se faire son *élève*. Pour apprendre les principes de la science et connaître la nature ou les pro-

priétés des remèdes, on étudie les meilleurs auteurs que
l'on peut se procurer. Ces ouvrages sont nombreux et
communs en Chine. Lorsque l'élève a achevé l'étude des
meilleurs traités médicaux, et qu'il a suivi, assez longtemps
pour la bien connaître, la *pratique* de son patron, il peut
pratiquer lui-même. Il n'y a point d'*écoles publiques* dans
tout l'empire où les étudiants en médecine prennent leurs
degrés et se font recevoir médecins ; seulement, le grand
Collége de *Péking*, et l'*Académie* dont j'ai déjà parlé, font
passer des examens et *délivrent des diplômes* à ceux qui en
désirent et qui sont reconnus les mériter. Le *Code pénal*
chinois a prévu le cas où des hommes ignorants exerce-
raient la médecine, dans le seul but du lucre, sans avoir
les connaissances nécessaires, et il porte ce qui suit,
Section 297 :

« Quand ceux qui exerceront la médecine ou la chirur-
« gie (*litt.*, la pratique médicale *intérieure* et la pratique
« médicale *extérieure*), sans s'y entendre, administreront
« des drogues ou opéreront avec un outil piquant ou
« tranchant, d'une façon contraire à la pratique et aux
« règles établies, et que, par là, ils auront contribué à
« faire mourir un malade, les magistrats appelleront
« d'autres hommes de l'art pour examiner la nature du
« remède qu'ils auront donné ou celle de la blessure qu'ils
« auront faite, et qui auront été suivies de la mort dudit
« malade. S'il est reconnu qu'on ne peut les accuser que
« d'avoir agi par erreur, sans aucun dessein de nuire, le
« médecin ou le chirurgien pourra se racheter de la peine
« qu'on inflige à un homicide, de la manière réglée pour
« les cas où l'on tue par accident ; mais ils seront obligés
« de quitter pour toujours leur profession.

« S'il paraît qu'un médecin ou un chirurgien n'a pas
« suivi la pratique et les règles établies, avec l'intention
« de s'en écarter, et qu'en disant qu'il cherche à éloigner
« la maladie de la personne qu'il traite, il la rende au con-

« traire plus grave, pour que la cure lui produise plus d'ar-
« gent, la somme qu'il aura touchée par ce moyen sera
« regardée comme volée, et la peine à lui faire subir se
« proportionnera aux honoraires qu'il aura reçus.

« Lorsqu'un malade mourra, et que le médecin ou le
« chirurgien qui l'aura soigné pendant le cours de sa ma-
« ladie sera convaincu d'avoir à dessein employé des
« moyens nuisibles, ou de lui avoir fait d'autres torts en
« sa santé, toujours à dessein, il subira la mort par dé-
« collement, après avoir été mis en prison jusqu'à la saison
« ordinaire (la saison d'automne). » (*Code pénal de la
Chine*, t. 2, traduction française, p. 90 et suiv.)

5°-6° Les *pratiques usuelles* de la médecine chinoise et les
opérations chirurgicales sont, les premières, basées principalement sur l'observation très-délicate et très-minutieuse
du *pouls* du malade, sur lequel il existe de curieux traités.
Les *règles de pratique* recommandées aux médecins chinois
sont comprises dans ces quatre mots : *wàng*, *wèn*, *wèn*,
thsieï, c'est-à-dire : *examiner*, *écouter*, *interroger*, *tâter*.
L'ouvrage de médecine chinois, d'où ces préceptes sont
tirés, les explique en disant qu'il faut : 1° *examiner* la
contenance ou la physionomie du malade ; 2° remarquer le
son de sa voix en l'*écoutant* parler ; 3° l'*interroger* sur l'ori-
gine probable ou la cause de sa maladie, et 4° lui *tâter* le
pouls.

Les *opérations chirurgicales* les plus usitées chez les Chinois sont les *scarifications*, et l'*acupuncture* qui se fait au
moyen d'aiguilles figurées dans leurs ouvrages de chirurgie.
Ils rétablissent aussi des fractures au moyen d'éclisses en
bambou, après la remise à leur place des parties fracturées.
Ils emploient aussi des moyens ou des médicaments *inté-
rieurs* qu'ils disent avoir la propriété de *ressouder les os*. On
pourrait peut-être trouver des renseignements intéressants
dans un ouvrage fait d'après les travaux des anciens missionnaires en Chine, et intitulé : *Recherches sur la médecine*

des Chinois, par M. Lepage, Paris, 1813, in-4, que je ne connais pas, mais que je trouve cité dans les *Mélanges asiatiques* d'Abel Rémusat, tome I, page 243.

7° Quant aux *ressources de la thérapeutique générale en Chine*, on peut en juger approximativement par ce qui précède. Dans les villes où résident des Européens, comme Macao, Canton, Chang-haï, Ning-po, Amoy, Hong-kong appartenant aux Anglais et siége du gouverneur anglais, ces ressources sont à peu près les mêmes qu'en Europe, avec les moyens chinois de plus. Partout ailleurs on ne trouvera guère que ces derniers.

La *Materia medica* chinoise embrasse en quelque sorte toute la création. D'après l'ouvrage composé sur cette matière par *Li-chi-tchan*, en 40 volumes chinois in-8°, « toutes « les choses produites dans le monde, les oiseaux, les qua- « drupèdes, les insectes et les poissons qui reçoivent la vie, « possèdant le souffle et le sang circulant ; de même que « les fleurs et les arbres, qui ont bien aussi une vie, mais « qui n'ont ni le souffle, ni le sang veineux ; les objets ina- « nimés, comme les pierres et les métaux, peuvent égale- « ment être employés comme moyens thérapeutiques. » Le nombre de ces objets examinés dans l'ouvrage chinois en question sur la *Materia medica* s'élève à 1,871 genres ou classes.

Tous les médicaments employés par les Chinois ne sont pas préparés par des pharmaciens brevetés, mais par ceux qui ont acquis des connaissances dans ce genre de commerce, des *herboristes*, qui colportent même souvent leur marchandise. Ces médicaments sont quelquefois très-efficaces.

Voilà, monsieur le Baron, les renseignements que j'ai pu rassembler à la hâte, concernant les sujets sur lesquels vous m'avez fait l'honneur de me consulter. Ces sujets, ne rentrant pas dans mes études ordinaires, je n'y avais pas attaché jusqu'ici l'attention qu'ils méritent. Je serais heureux néanmoins que ces renseignements, quelque défectueux et insuffisants qu'ils soient, pussent vous être utiles.

Votre bien dévoué,

G. PAUTHIER.

P. S. Il serait peut-être utile aussi de recommander à nos soldats, comme pratique d'hygiène, de se conformer à l'usage universellement adopté en Chine, de ne pas boire de *l'eau pure*, qui, soit qu'elle soit séléniteuse à l'excès, soit pour toute autre cause, est nuisible à la santé. Les Chinois, de temps immémorial, corrigent ce défaut par des infusions de *thé*, que la nature semble avoir fait croître tout exprès dans cette riche contrée pour l'agrément et la santé de ses habitants. Cet usage, qui tend aussi à se généraliser en Europe et en Amérique, à de bien plus grands frais qu'en Chine, puisque la valeur des exportations de la précieuse denrée s'élève maintenant à plusieurs centaines de millions de francs, n'augmenterait que très-peu en Chine la dépense de *l'ordinaire* de nos soldats et serait aussi salutaire pour eux que l'a été le café en Algérie. G. P.

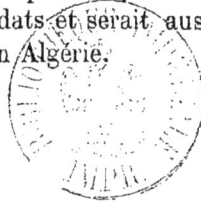

Paris. — Imp. de Pommeret et Moreau, 42, rue Vavin.

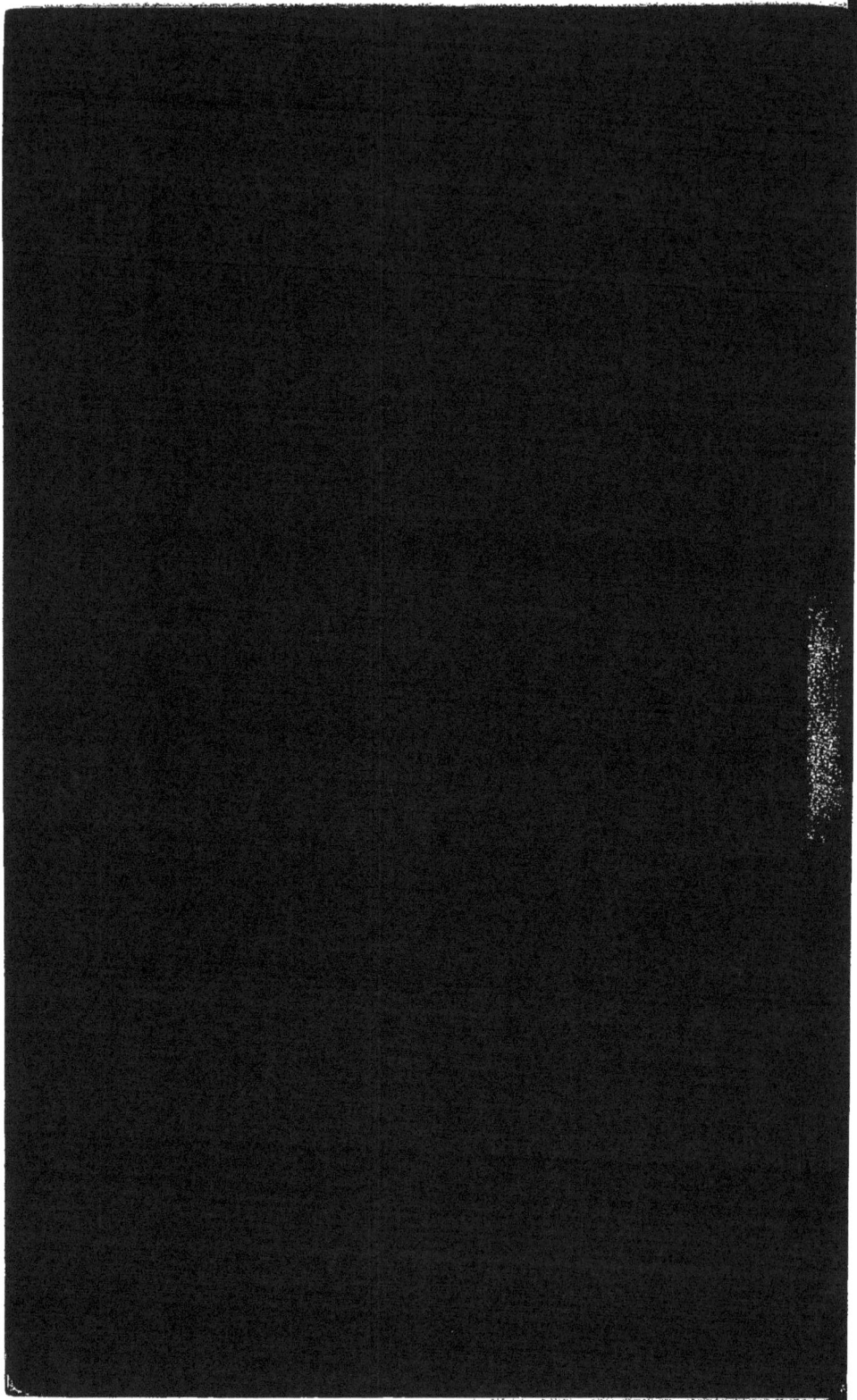

www.ingramcontent.com/pod-product-compliance
Lightning Source LLC
Chambersburg PA
CBHW070214200326
41520CB00018B/5632